Vitalità Naturale

Il Potere della Spremitura per una Vita Energetica

Releno Domala

CAPITOLO 1 - INTRODUZIONE ALL'ESTRAZIONE DI SUCCHI PER PRINCIPIANTI

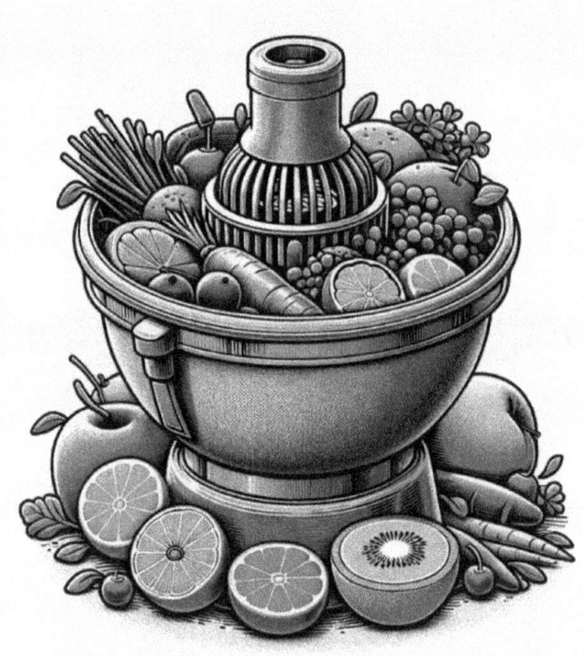

Hai mai sperimentato l'estrazione di succhi di frutta e verdura? Se sì, è ottimo! L'estrazione di succhi offre molti vantaggi per la tua salute e il tuo benessere. Può migliorare il tuo stato di salute in diversi modi.

Tuttavia, è importante capire come funziona l'estrazione di succhi. Questo libro ti guiderà nell'iniziare, ti consiglierà i migliori estrattori di succo e ti spiegherà come evitare gli errori più comuni in questo campo. Troverai anche diverse ricette per succhi, alcune delle quali sono specifiche per aiutare con determinati problemi di salute.

Probabilmente da bambino, tua madre ti diceva spesso di mangiare le verdure. Magari nascondevi gli spinaci sotto il purè di patate - è un comportamento tipico dei bambini. Ora però, sai quanto è importante includere più frutta e verdura nella tua dieta per mantenerti in salute. Consumare frutta e verdura riduce il rischio di alcune malattie, come il cancro, le malattie cardiache, il colesterolo alto e l'ipertensione. Questi alimenti sono ricchi di vitamine e minerali essenziali per mantenerti in salute e pieno di energia.

Il segreto è che più frutta e verdura mangi, più benefici ne trai. L'ideale sarebbe mangiare più di cinque porzioni al giorno, cosa che può sembrare difficile.

Ecco dove l'estrazione di succhi può aiutare. Non sempre è possibile consumare tutta la frutta e la verdura necessaria. L'estrazione di succhi concentra questi alimenti in modo che un bicchiere di succo possa equivalere a diverse porzioni di frutta e verdura. In questo modo, diventa più facile approfittare dei loro benefici. Ecco come funziona:

Un estrattore separa il succo dalla polpa, lasciandoti con un succo ricco e concentrato. Al contrario, un frullatore trita frutta e verdura, ma mantiene le fibre. Più avanti nel libro, approfondiremo la differenza tra estrazione di succhi e frullatura, poiché entrambe le tecniche hanno i loro vantaggi.

Ti mostreremo come integrare l'estrazione di succhi nel tuo stile di vita sano. I succhi possono sostituire un pasto, ma è importante anche mangiare cibi solidi. Discuteremo il perché e come effettuare una pulizia completa attraverso i succhi.

Estrazione di Succhi vs Frullatura

Negli ultimi anni, sempre più persone sono diventate consapevoli dell'impatto che gli alimenti che consumano hanno sul loro corpo e sulla loro vita. Questo è decisamente un passo nella giusta direzione. Diversi studi hanno dimostrato che molti di noi mangiano troppo, ma senza nutrirsi adeguatamente.

Con la crescente popolarità dell'estrazione di succhi, è importante capire la differenza tra estrazione e frullatura.

L'estrazione di succhi, come abbiamo detto, separa il succo dalle fibre, offrendoti un concentrato di nutrienti vegetali. In questo modo, il corpo assorbe rapidamente vitamine e minerali. Per fare ciò, ovviamente, hai bisogno di un estrattore.

La frullatura, invece, lavora l'intero frutto o verdura, trasformandolo in una forma liquida ma non concentrata come nel succo. Con la frullatura, mantieni tutte le fibre che l'estrazione rimuove.

L'estrazione di succhi ti dà un nutrimento più concentrato, ma è più costosa perché richiede più prodotti per ottenere un bicchiere di succo. La frullatura, invece, offre tutti i benefici degli alimenti, comprese le fibre. Entrambe le tecniche sono utili a seconda dei tuoi obiettivi.

Generalmente, la quantità di frutta e verdura necessaria per un bicchiere di succo può produrre tre bicchieri di frullato. Poiché la frullatura conserva le fibre, che rallentano l'assorbimento dello zucchero nel sangue, potrebbe essere la scelta migliore se stai monitorando il tuo apporto di zucchero. Con il frullatore, puoi anche aggiungere altri tipi di alimenti, come yogurt o noci.

Sia l'estrazione di succhi che la frullatura sono modi eccellenti per consumare più frutta e verdura. Se hai bambini che non amano questi alimenti, entrambe le tecniche possono essere un modo divertente per farli interessare. E se partecipano alla preparazione, potrebbero essere più inclini a mangiare l'alimento intero.

L'estrazione di succhi e la frullatura sono anche modi efficaci per utilizzare frutta e verdura che sta per appassire. Tuttavia, alcuni alimenti sono più adatti all'estrazione, altri alla frullatura. Esamineremo quali tipi di prodotti sono meglio per ogni metodo. Entrambi offrono benefici intrinseci, ma a volte un metodo può essere più appropriato, anche se tutti i frutti e le verdure possono essere utilizzati per entrambi.

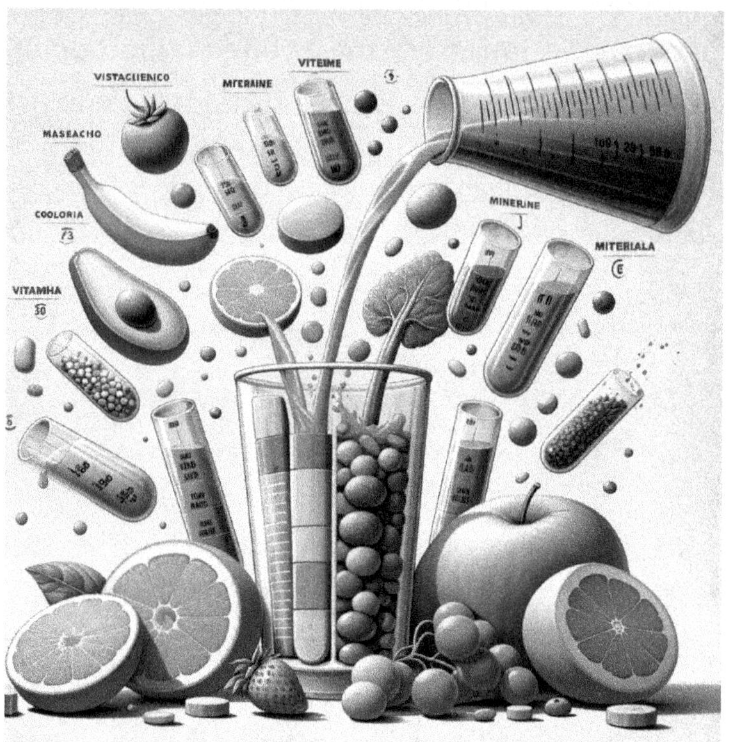

La spremitura è una delle tendenze salutistiche più popolari e in rapida crescita. Sappiamo che verdure e frutta fresche sono essenziali per la nostra salute. Contengono vitamine ed enzimi di cui il nostro corpo ha bisogno per prosperare.

Perché la Nostra Dieta è Carente

Il succo fresco è un ottimo modo per contrastare la nostra dieta occidentale povera dal punto di vista nutrizionale. Zuccheri lavorati, farine raffinate, grassi nocivi e cibi carichi di colesterolo hanno trasformato i nostri corpi un tempo sani in deboli ombre di ciò che erano. Invece di sostenere la nostra salute, la nostra dieta moderna aumenta la nostra vulnerabilità alle malattie e ci priva dell'energia necessaria.

Quando si aggiungono la mancanza di esercizio fisico e le tossine ambientali all'equazione, la spremitura diventa decisamente un'arma necessaria contro lo stile di vita odierno.

Le verdure e i frutti freschi possono aiutarci a rimettere in sesto la nostra salute. Dovrebbero essere il pilastro della nostra dieta, consumati in modi diversi ogni giorno. Tutti noi possiamo beneficiare di un aumento dell'assunzione di prodotti freschi.

La buona notizia è che la spremitura ci offre un concentrato di bontà. Otteniamo più benefici per la salute in un bicchiere di succo di quanto potremmo ottenere mangiando una mela o un'arancia. Quello che non è immediatamente evidente è che spremendo i nostri prodotti li priviamo - e di conseguenza anche noi - delle fibre necessarie per restare in salute.

La natura ci ha inteso mordere nella sua ricca abbondanza. La spremitura rimuove la fibra dai prodotti. In pratica, separa tutte quelle gloriose vitamine e antiossidanti dalla fibra. E la fibra è una parte importante di una dieta sana.

L'Importanza della Fibra

La natura confeziona l'energia e i nutrienti nei cibi freschi insieme alla fibra.

La fibra svolge molti ruoli importanti nella nostra salute:

Rimuove i rifiuti tossici dal nostro colon.

Impedisce al colesterolo di entrare nel nostro flusso sanguigno.

Ci fa sentire sazi dopo aver mangiato, aiutandoci a mangiare meno e a perdere peso.

Rallenta l'assorbimento dello zucchero nel nostro flusso sanguigno, un problema serio per i pre-diabetici o diabetici.

Migliora le funzioni digestive complessive.

Dunque, frutta, verdura e fibra sono tutte cose buone, ma la spremitura le separa. Mentre uno spremiagrumi polverizza il prodotto in un succo concentrato, toglie gran parte della fibra. In un certo senso, uno spremiagrumi può "lavorare" il prodotto nello stesso modo in cui gli alimenti lavorati vengono privati dei loro nutrienti. Ciò significa che è lo spremiagrumi a lavorare il cibo invece del nostro sistema digestivo. Tuttavia, il nostro corpo assorbe i nutrienti molto più velocemente senza la fibra contenuta.

Il succo di frutta, naturalmente, contiene fruttosio, uno zucchero naturale. Tuttavia, il nostro corpo non distingue tra zuccheri naturali e artificiali, quindi un costante desiderio di succo dolce può effettivamente portare ad un aumento di peso invece che alla perdita di peso.

Non si può negare che i succhi forniscono calorie nutrienti di cui il nostro corpo ha bisogno. Ecco perché la spremitura è così benefica. Ci permette in particolare di godere dei benefici di verdure sane che altrimenti potremmo non toccare.

Ad esempio, potresti non gradire il gusto di cavolo o spinaci e quindi evitare di mangiare queste importanti verdure. Tuttavia, quando vengono spremuti insieme ad altri ingredienti, trai il beneficio di questi super-alimenti in un modo molto piacevole. Mescolare frutti e verdure diversi fa molto parte della spremitura.

Tuttavia, a meno che tu non stia facendo una pulizia a breve termine (ne parleremo in un altro capitolo), tieni presente che la spremitura dovrebbe diventare parte di uno stile di vita più sano e robusto. Non dovrebbe sostituire ogni pasto per qualsiasi periodo di tempo. È uno dei modi migliori per ottenere tutta la nutrizione di cui abbiamo bisogno per una salute e un'energia ottimali.

Per esempio, 2 tazze di succo di carota (facilmente realizzabili) hanno l'equivalente nutrizionale di otto libbre di carote. Sicuramente non vorrai mangiare quelle otto libbre di carote in una sola volta, mentre puoi goderti facilmente due tazze.

Tuttavia, è ancora necessario assumere fibre quando si fa la spremitura. Ciò significa che, insieme alla spremitura, dovresti mangiare cibi ricchi di fibre, come frutta e verdura fresca intera, farina d'avena e legumi come lenticchie e fagioli. Questi alimenti sono il complemento perfetto alla tua dieta di spremute.

La spremitura è meravigliosa quando utilizzata come "fast food", un pasto veloce, molto potente e nutriente. Con tutti gli spremiagrumi sul mercato (ne parleremo in un capitolo successivo), sarai in grado di fare la spremitura in poco tempo e ti piacerà.

Perché Spremere?

La spremitura estrae i succhi da verdure e frutta. Invece di mangiare i tuoi prodotti, ti resta solo il liquido da bere. Ricordi quel vecchio strumento per spremere gli agrumi che tua nonna usava per farti un bicchiere di succo d'arancia fresco? La nonna stava spremendo. Naturalmente, gli spremiagrumi sono molto evoluti da allora, anche se il piccolo attrezzo della nonna può ancora tornare utile.

Perché la spremitura è oggi più importante che mai? Perché, sfortunatamente, una tipica dieta occidentale consiste fino al 60 percento di cibi lavorati. È più della metà! Il trenta percento della nostra dieta è carne e latticini, che forniscono le proteine necessarie, ma abbiamo bisogno di più che proteine per prosperare.

Potresti notare che ciò lascia esattamente il 10 percento per frutta e verdura. Non è affatto sufficiente. I nostri corpi mancano del giusto equilibrio alimentare. Questo può andare bene quando hai 12 anni e sei fatto di pura energia. Ma quando raggiungi la parte nord dei tuoi vent'anni, il tuo corpo inizia a pagare un prezzo pesante.

Come la Spremitura Aiuta il Tuo Corpo

I cibi a base vegetale consistono di micronutrienti, le vitamine e i minerali di cui hai bisogno per agire e sentirti al meglio. Questi micronutrienti aiutano a proteggere dalle malattie e a respingere le infezioni. Anche se hai ereditato geni divini, devi mantenerli. I tuoi genitori potrebbero averti passato oro puro, ma si trasformerà in ruggine se non dai al tuo corpo il carburante di cui ha bisogno.

La spremitura ti permette di "riavviare" verso una salute migliore. Non importa in quale condizione ti trovi, il momento di iniziare è adesso. La spremitura è il modo migliore per disintossicare il tuo corpo, migliorare il tuo sistema immunitario, iniziare a perdere peso, alleviare eventuali problemi intestinali e godere di più energia di quanto pensassi possibile.

Spremitura e Disintossicazione

Il nostro corpo cerca di disintossicarsi ogni giorno quando usiamo il bagno o sudiamo. Sa cosa fare, ma quando non gli diamo il carburante di cui ha bisogno, non può fare un lavoro adeguato. La nostra pelle, fegato e reni sono tutti strumenti per eliminare le tossine. Ma uno stile di vita malsano può rendere difficile questo processo.

L'inquinamento, le droghe, l'alcol e una dieta povera possono creare un sovraccarico di tossine dentro di noi. E quando il nostro corpo non riesce a eliminare naturalmente le tossine, inizia a immagazzinarle, dove rosicchiano il nostro sistema immunitario, i tessuti e gli organi, causando gravi problemi di salute.

Siamo mangiatori naturali di piante. I nostri antenati raccoglievano qualsiasi pianta e bacca potessero ogni giorno. La caccia alla carne avveniva molto meno frequentemente. E nulla era lavorato. Oggi, siamo passati da una dieta principalmente a base di piante a consumare sempre più cibi lavorati, carni e grassi.

Oltre il 30 percento degli uomini e delle donne americani soffre di obesità pur mancando di nutrienti vitali. Come abbiamo sottolineato, sono sovralimentati e sottonutriti. Abbiamo voglia di zuccheri e grassi, ed è okay. Celebriamo con una torta e ci consoliamo con un gelato. Una fetta occasionale di cheesecake non fa male. Tuttavia, il cibo spazzatura può diventare così abituale da non rendersene conto. Ordiniamo una pizza perché lo fanno tutti. Questo lascia la nostra salute a serio rischio.

La spremitura non solo darà al nostro corpo una possibilità di combattere, man mano che ci abituiamo al gusto di vari succhi di frutta e verdura, inizieremo a desiderarli. Otteniamo la stessa sensazione di soddisfazione dal bere succhi deliziosi che avevamo

mangiando una patatina. È allora che iniziamo a sentirci
e a sembrare meglio.

Puoi iniziare lentamente. Come ha detto il grande
filosofo cinese Lao Tzu, "Un viaggio di mille miglia inizia
con un singolo passo". Inizia il tuo viaggio spremendo
un bicchiere al mattino da accompagnare alla tua
colazione e mangia bene per il resto della giornata.
Quando ti senti pronto, puoi sostituire un intero pasto
con un bicchiere di succo. Hai ancora bisogno di fibre e
proteine, quindi non affidarti solo al succo per tutti i
tuoi nutrienti, a meno che tu non stia facendo una
pulizia breve con succhi. Ne parleremo separatamente.

E Se Non Sei Pronto per Iniziare a Spremere?

Forse non ti senti pronto per la spremitura. Potrebbe
piacerti il concetto, ma non sei del tutto disposto a
rinunciare al hamburger del fast-food a pranzo, alla
consegna della pizza quando torni a casa e ai nachos
mentre guardi la partita.

Va bene. È la tua decisione. Tuttavia, è proprio in questi momenti che potresti avere più bisogno di un bicchiere di succo. Mentre consumi tutte quelle tossine, la tua energia cala. Non ti senti così bene come potresti. Perché non dare al tuo corpo le munizioni di cui ha bisogno e una possibilità di combattere? Con almeno un bicchiere di succo concentrato al giorno, preferibilmente di più, la nutrizione aggiuntiva può aiutare a contrastare alcune delle tossine. Quindi, se devi, mangia quella pizza. Considera di bere un bicchiere di succo concentrato, così.

CAPITOLO 3 - PULIZIE CON I SUCCHI

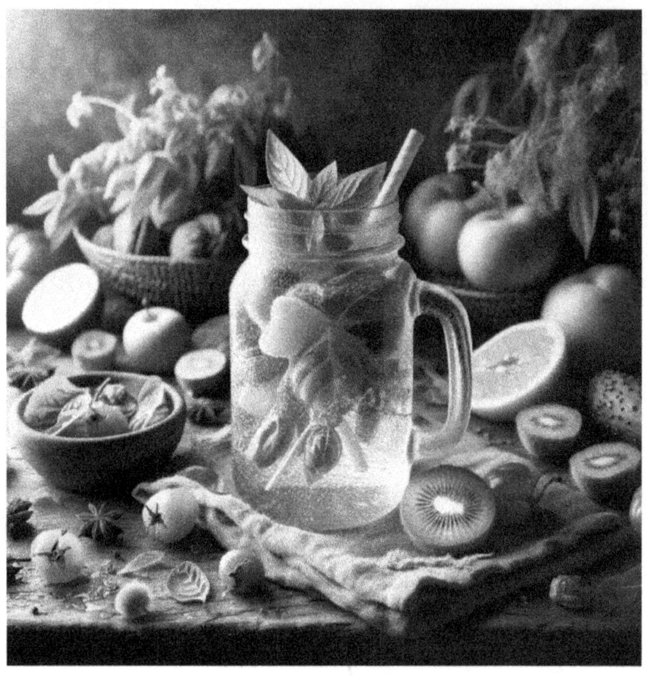

Una pulizia con i succhi è un modo per disintossicare il corpo consumando esclusivamente succhi fino a 10 giorni. Il cibo solido non fa parte della maggior parte delle pulizie con i succhi. Se intraprendi una pulizia per più di tre giorni, consulta prima il tuo medico.

Uno studio pubblicato negli Atti della Nutrition Society ha scoperto che le persone che consumano cinque porzioni di frutta o verdura sotto forma di succo concentrato nell'arco di otto ore aumentano gli antiossidanti del corpo e altri micronutrienti. Tuttavia, il consumo esclusivo di succo concentrato può portare a picchi di zucchero.

Inoltre, una tale pulizia manca di fibre e può lasciare la persona in uno stato di fame perpetua. Ovviamente, una pulizia manca di qualsiasi forma di proteina animale. Diversi giorni di una pulizia pura con succo possono causare grave affaticamento, quindi limita il numero totale di giorni in cui consumi solo succo puro.

Spremitura e Salute Intestinale

Il vantaggio di una pulizia con i succhi di tre giorni è un miglioramento della salute intestinale. Duemila anni fa, il padre della medicina, Ippocrate, disse: "Tutte le malattie iniziano nell'intestino." La ricerca moderna mostra che non avrebbe potuto essere più corretto. Un intestino compromesso può portare a obesità, stanchezza cronica e altre malattie. Il fatto è che la connessione tra corpo e cervello è forte. Quando il nostro intestino non funziona correttamente, può influenzare il nostro cervello o il nostro umore. La spremitura passa attraverso un intestino disordinato e lo riordina.

Uno studio della UCLA ha scoperto che una semplice pulizia di tre giorni aumenta i batteri buoni e diminuisce quelli cattivi nel nostro intestino. Le persone che fanno una pulizia con i succhi riferiscono semplicemente di "sentirsi meglio". Una pulizia riporta il corpo al suo stato naturale senza tutte quelle tossine pericolose.

Prima di iniziare una pulizia con i succhi, consulta il tuo medico. Se lui o lei dà il via libera, ecco cosa puoi fare per massimizzare i benefici:

Non iniziare improvvisamente una pulizia. Non inizieresti un piano di corsa con una maratona, vero? Prepara il tuo corpo alcuni giorni prima della pulizia:

a. Inizia a bere più acqua.

b. Riduci la quantità di caffeina che di solito consumi. Usa questo tempo per iniziare a incorporare il tè verde nella tua dieta.

c. Per una settimana o giù di lì prima della tua pulizia, includi più frutta e verdura cruda nella tua dieta ogni giorno. Un ottimo modo per farlo è preparare almeno un frullato verde al giorno.

d. Uno o due giorni prima della tua pulizia, elimina completamente carni e latticini dalla tua dieta. Se sei abituato a consumare carne e latticini ad ogni pasto, inizia qualche giorno prima. Questo aiuterà il tuo sistema digestivo ad accettare la pulizia a base vegetale più rapidamente.

e. Se stai ancora consumando cibi lavorati, smetti. Il cibo lavorato non ti offre alcun beneficio e può essere responsabile di molti problemi di salute. Inizia a esaminare le etichette. Se non conosci un ingrediente, è probabile che non dovresti consumarlo. Attenzione agli zuccheri nascosti, anche nei cibi etichettati come naturali.

Dopo esserti preparato per la tua pulizia, decidi quale pulizia è più adatta ai tuoi obiettivi. La pulizia migliore e più sana sarà di cinque giorni o meno.

Pulizia dei Reni

Tutte le pulizie sono benefiche. Ma il ruolo dei reni è quello di disintossicare l'intero corpo. Se non funzionano correttamente, la tua salute ne risente. Una salute pulita inizia con reni puliti. Una pulizia dei reni rimuove i rifiuti tossici che possono accumularsi e farti sentire fiacco. Se sei a dieta speciale, consulta il tuo medico sull'inserimento della pulizia dei reni nel tuo stile di vita.

Inizia la tua pulizia dei reni lentamente. Sostituisci solo un pasto con un bicchiere di succo guaritore. Questo ti aiuterà a determinare quali ingredienti funzionano meglio per te.

Benefici della Pulizia dei Reni

Quando le tossine rimangono immagazzinate nei tuoi reni, puoi diventare scomodamente gonfio in quanto non vengono eliminate.

Le tossine nei tuoi reni possono portare a eccessiva fatica. Se i cibi non vengono elaborati correttamente, il tuo corpo non assorbirà i nutrienti. Di conseguenza, avrai meno energia e sarai più propenso a stancarti rapidamente.

Se i reni non vengono puliti correttamente, potresti essere suscettibile a infezioni renali. Una buona pulizia dei reni può aiutare.

I problemi alla vescica sono il risultato di tossine o batteri nelle vie urinarie. Le vie urinarie si trovano parzialmente nei reni. I sintomi di un'infezione del tratto urinario sono la necessità di urinare frequentemente. Questo può verificarsi soprattutto in momenti di stress o con un sistema immunitario indebolito. Il modo migliore per liberare i tuoi reni dalle tossine è consumando una grande quantità di liquidi. Il succo di mirtillo rosso e di arancia sono particolarmente utili per pulire i reni, in quanto sono naturalmente ostili ai batteri. Avremo diverse ricette di succhi particolarmente efficaci nell'espellere le impurità renali.

Pulendo regolarmente i tuoi reni dalle impurità, abbassi notevolmente il rischio di sviluppare calcoli renali.

Ricette per una Pulizia dei Reni

Succo di Anguria

Ingredienti:

3 tazze di anguria tagliata a pezzi

1 cetriolo

Foglie di prezzemolo e basilico

1 limone

1 tazza di cavolo riccio tagliato

1 pezzo di zenzero di 2,5 cm

Preparazione:

Taglia l'anguria e il cetriolo a pezzi e inserisci tutti gli ingredienti nella centrifuga.

Pulizia con Cavolo

Ingredienti:

½ cavolo

1 tazza di cimette di broccoli

1 limone

1 cetriolo

Preparazione:

Taglia il cavolo e aggiungi tutti gli ingredienti nella centrifuga.

Succo di Mirtillo Rosso

Ingredienti:

1 tazza di mirtilli rossi

1 tazza di acqua frizzante

2 cucchiai di polvere di tè verde Matcha

2 cucchiai di miele

1 cucchiaio di aceto di mele

Preparazione:

Inserisci gli ingredienti nella centrifuga e procedi.

Pulizia con Anguria

Ingredienti:

2 tazze di anguria a cubetti

1 limone

Preparazione:

Inserisci gli ingredienti nella centrifuga.

Succo di Carote e Cetrioli

Ingredienti:

2 carote

2 cetrioli

½ tazza di acqua frizzante

Preparazione:

Taglia le verdure a pezzi e mettile nella centrifuga insieme all'acqua frizzante.

Succo di Barbabietole e Cavolo

Ingredienti:

2 barbabietole

1 cetriolo

½ cavolo

Un mazzetto di prezzemolo

Preparazione:

Taglia grossolanamente le verdure. Metti gli ingredienti nella centrifuga con abbastanza acqua per aiutare a mescolare.

Succo di Cetriolo e Sedano

Ingredienti:

3 gambi di sedano

1 cetriolo piccolo

¼ di tazza di coriandolo

1 pezzo di zenzero di 2,5 cm

Preparazione:

Taglia gli ingredienti come necessario e inseriscili nella centrifuga.

CAPITOLO 4 - ANTI-INVECCHIAMENTO E SPREMITURA

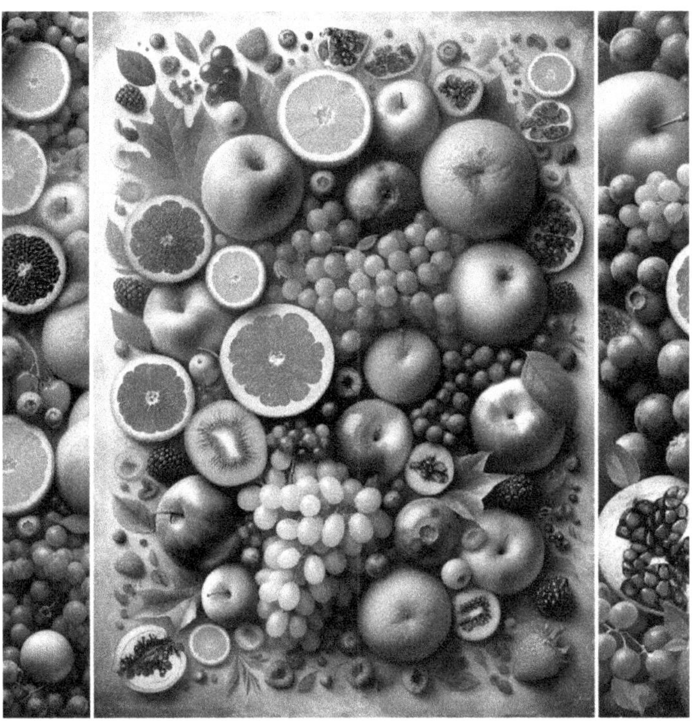

L'invecchiamento è una parte naturale della vita. A 13 anni, non vediamo l'ora di crescere. A 53 anni, l'invecchiamento inizia a sembrare un po' diverso. La nostra pelle inizia a cedere, lottiamo contro le rughe invece che contro l'acne, e il nostro corpo non ci obbedisce sempre.

La maggior parte di noi desidera rallentare il processo di invecchiamento per apparire e sentirsi meglio. Questo è perfettamente normale e desiderabile, soprattutto in un momento in cui stiamo acquisendo tanta conoscenza sui danni che ci procuriamo consumando tossine e indulgendo generalmente in uno stile di vita malsano. L'invecchiamento è inevitabile. Gli effetti collaterali negativi dell'invecchiamento non lo sono.

Ecco la verità: Il nostro stile di vita contribuisce molto più al nostro processo di invecchiamento del Padre Tempo.

Mentre una certa contingenza di Hollywood si è aggrappata alla giovinezza con l'uso della chirurgia e del Botox, molti sono finiti per sembrare giovani trote. Lifting e iniezioni non sono la risposta all'invecchiamento grazioso.

Ridurre l'Insorgenza dell'Invecchiamento

L'invecchiamento ha poco a che fare con le rughe, che sono il risultato dell'invecchiamento, non la causa. L'invecchiamento, e i danni correlati, sono la logica conseguenza del danno cellulare e dell'incapacità del corpo di combattere questi cambiamenti con abbastanza antiossidanti. Consumiamo semplicemente ciò che abbiamo durante la nostra vita. (Vedi Denham Harman.)

Qui entra in gioco una dieta ricca di antiossidanti. Una dieta ottimale e la spremitura aiutano a combattere l'insorgenza di pelle flaccida, perdita di capelli, osteoporosi e altri segni. Non ferma il processo di invecchiamento, ma può rallentare i peggiori effetti e permetterci di godere di un'ottima salute fino agli anni più avanzati. La spremitura, insieme a una dieta sana, ci mantiene più vitali per un periodo di tempo più lungo.

Ricette Anti-Invecchiamento

Di seguito alcune ricette utili per fornire antiossidanti anti-invecchiamento.

Succo per una Pelle Luminosa

Ingredienti:

3 carote

2 mele

1 tazza di mirtilli

1 tazza di tè verde

Preparazione:

Taglia grossolanamente le carote e le mele. Metti le carote, le mele e i mirtilli nella centrifuga e procedi. In un bicchiere, combina il succo e il tè verde e servi con ghiaccio.

Succo di Verdure Luminose

Ingredienti:

Un mazzetto di spinaci baby

1 piccolo avocado

3 gambi di sedano

1 tazza di fragole

Preparazione:

Metti gli ingredienti nella centrifuga e procedi.

Eliir di Bellezza

Ingredienti:

1 tazza di mirtilli rossi

1 tazza di mirtilli

1 cucchiaio di semi di sesamo

1 tazza di tè nero

Preparazione:

Aggiungi tutti gli ingredienti tranne i semi di sesamo
nella centrifuga e procedi. Mescola i semi nel succo.

Succo Verde Sole

Ingredienti:

Foglie di cavolo

Foglie di cavolo riccio

Prezzemolo

1 cetriolo

1 limone

1 pezzo di zenzero grattugiato di 2,5 cm

Preparazione:

Elabora gli ingredienti nella centrifuga. Versa in un bicchiere e spolvera con pepe di Caienna e curcuma.

CAPITOLO 5 - SPREMITURA PER AUMENTARE L'ENERGIA

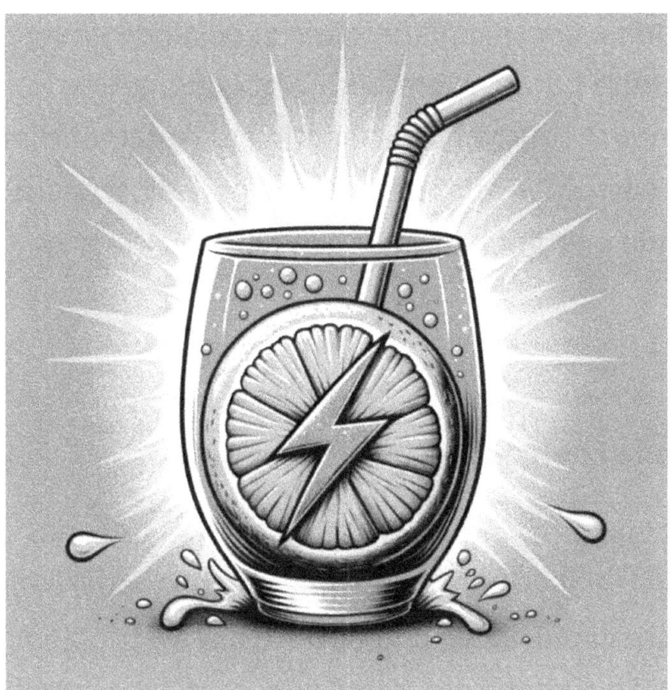

Potenziatori di Energia

Uno degli aspetti più sorprendenti della spremitura è come possa aumentare l'energia a nuove altezze. Questo è particolarmente importante man mano che invecchiamo. Tutti quei frutti e verdure sanno come fare il loro lavoro.

Oggi viviamo in un mondo ad alta energia, con molti di noi che cercano di inserire 26 ore in una giornata di 24. È estenuante. Molte persone hanno sviluppato l'abitudine di consumare tossiche bevande energetiche cosiddette per ottenere una spinta energetica aggiuntiva. Tutti vogliamo sentirci più energetici, ma a quale costo? Gli effetti collaterali pericolosi di queste bevande energetiche sono ben noti e elencati di seguito.

Bevande Energetiche

Bere troppe bevande energetiche caffeinate può rivelarsi letale. Queste bevande costringono il cuore a lavorare di più, il che può portare a gravi problemi di salute. Le persone con condizioni cardiache croniche sono particolarmente a rischio. Uno studio ha rivelato che sono state fatte più di 4.500 chiamate ai centri antiveleni da persone che avevano consumato troppe di queste bevande tossiche. Anche nel loro stato più benigno, gli studi mostrano che bere bevande energetiche ha influenzato il ritmo cardiaco in modo significativo.

Bere bevande energetiche ogni giorno causa emicranie a causa dell'astinenza da caffeina quando il bevitore cerca di interrompere questa abitudine quotidiana. Il corpo diventa dipendente dalla caffeina. Grandi quantità di bevande energetiche possono causare attacchi di panico e ansia. Questo può portare direttamente a cattive prestazioni ed emozioni.

Lo scopo delle bevande energetiche è di ravvivare il cervello, il che porta a insonnia e ad altri problemi del sonno. La privazione del sonno può causare problemi aggiuntivi, come difficoltà di concentrazione. Le bevande energetiche hanno un alto contenuto di zucchero, che può esacerbare o causare condizioni di diabete di tipo 2.

Un eccesso di bevande energetiche può causare gravi disidratazioni. Le bevande energetiche esauriscono il corpo del liquido necessario invece di reintegrarlo. Le bevande energetiche possono elevare la pressione sanguigna a un livello anormalmente alto. Coloro che soffrono di alta pressione sanguigna sono a rischio di possibili ictus a causa dell'alto contenuto di caffeina.

Più energia è un obiettivo degno, ma perché affidarsi a bevande energetiche tossiche e subirne le conseguenze? I succhi di frutta forniscono un'abbondanza di energia fornendo al corpo i nutrienti sani di cui ha bisogno. Se sei serio nel potenziare la tua energia, lascia la bevanda energetica e opta per il succo.

Succhi per Energia

Succo Fatto in Casa V8

Ingredienti:

3 pomodori

1 cipolla

2 gambi di sedano

2 carote

½ peperone verde

1 spicchio d'aglio

2 tazze d'acqua

Succo di limone e rafano a piacere

Preparazione:

Taglia grossolanamente le verdure e l'aglio e lavora tutti gli ingredienti nella centrifuga.

Succo di Ananas

Ingredienti:

2 tazze di ananas tagliato

1 arancia

1 pezzo di zenzero grattugiato di 2,5 cm

Preparazione:

Sbuccia l'arancia e metti tutti gli ingredienti nella centrifuga. Servi con ghiaccio.

Succo di Cavolo Riccio

Ingredienti:

Un mazzetto di cavolo riccio

1 tazza di latte di cocco o acqua di cocco

1 mela tagliata

1 cucchiaio di olio di cocco sciolto

½ tazza di noci tritate

Preparazione:

Lavora il cavolo riccio, l'olio di cocco, la mela tagliata e il latte di cocco nella centrifuga. Se la tua centrifuga è abbastanza potente, aggiungi le noci tritate. Se no, semplicemente mescolale nel succo.

Succo di Barbabietola e Mela

Ingredienti:

1 barbabietola

1 mela

3 gambi di sedano

1 pezzo di zenzero grattugiato di 2,5 cm

Preparazione:

Taglia a pezzi le verdure e aggiungi tutti gli ingredienti nella centrifuga.

Succo di Mela Plus

Ingredienti:

2 mele

4 carote

1 tazza di spinaci

1 tazza di cimette di broccoli

Preparazione:

Taglia a pezzi le mele e le verdure. Aggiungi tutti gli ingredienti nella centrifuga e servi con ghiaccio.

Succo di Verdure Power

Ingredienti:

3 carote

2 gambi di sedano

1 peperone verde

1 mela

Preparazione:

Taglia e lavora gli ingredienti nella centrifuga.

CAPITOLO 6 - COSA PREFERIRE: SUCCHI FATTI IN CASA O CONFEZIONATI

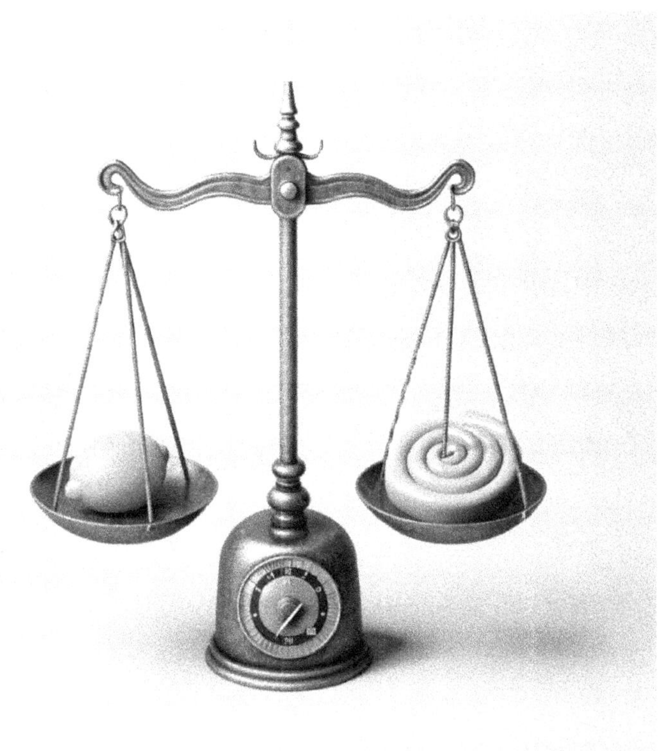

Va bene, forse sei convinto che consumare più succo possa avere un impatto tremendamente positivo sulla tua salute. Sei determinato a rendere i succhi un'abitudine quotidiana. Questo è ottimo. Ma... e tutti quei succhi bellamente imbottigliati sugli scaffali del supermercato? Perché non semplicemente fare scorta e evitare tutto il fastidio della spremitura?

I Succhi Non Sono Tutti Uguali

Sì, quei succhi lavorati sono certamente comodi. Ma sono pastorizzati e privati di nutrienti. Considera questo: se scopri che le carote fanno bene, sceglieresti carote fresche o una torta di pollo piena di carote lavorate? I succhi imbottigliati sono lavorati molto come tutti gli altri cibi lavorati. Questo è esattamente ciò che la spremitura fresca è progettata per evitare.

Problemi Possibili con i Succhi Imbottigliati

Il processo di imbottigliamento di questi succhi può diminuire la quantità di importanti nutrienti del succo.

Non hai controllo sui frutti e le verdure in lavorazione. Questi succhi imbottigliati possono contenere pesticidi o altre sostanze chimiche. Per la spremitura, l'ideale è biologico, fresco dalla fattoria.

Non puoi nemmeno essere certo che i prodotti siano stati puliti correttamente.

Se acquisti concentrati di frutta, potresti comprare poco più che acqua zuccherata.

Per i succhi venduti in lattine, queste contengono acido e altre sostanze chimiche che possono mescolarsi ai succhi.

Il succo imbottigliato perde potenza mentre sta sugli scaffali. Quanti nutrienti restano in quel succo che potrebbe essere stato sugli scaffali per un mese? Non lo sai semplicemente.

Poiché alcuni imbottigliatori di succo aggiungono aromi artificiali, il succo imbottigliato rimarrà per sempre un "succo misterioso".

I succhi imbottigliati sono costosi. Stai pagando circa 3,00$ per una porzione di succo.

Succhi Fatti con la Tua Centrifuga

Confronta i succhi imbottigliati sopra con i succhi preparati freschi nella tua cucina:

I succhi fatti in casa contengono tutte le vitamine naturali e gli enzimi del frutto originale. Niente viene perso.

Puoi mescolare e abbinare frutta e verdura secondo il tuo gusto.

Se vuoi aggiungere succo alla tua vita, assicurati che il succo sia il più fresco e incontaminato possibile. Compra fresco.

Tipi di Centrifughe

Una volta che hai deciso di incorporare la spremitura nella tua vita, dovrai determinare quale tipo di centrifuga è migliore per te.

Una centrifuga è una macchina che estrae il succo da frutta e verdura. Vorrai scegliere quella giusta per le tue esigenze. Dimensioni e facilità di pulizia dovrebbero essere una considerazione.

Le centrifughe possono variare nel costo, e la spesa iniziale può essere un onere finanziario. Anche se di solito ottieni ciò per cui paghi, consigliamo di iniziare il tuo regime di succhi il prima possibile e acquistare una centrifuga economica per iniziare. Risparmia per una centrifuga migliore e più costosa, e sarai pronto quando la tua macchina economica si romperà.

Come alternativa a una centrifuga a grandezza naturale, ci sono molte centrifughe da viaggio meno costose disponibili, come il Magic Bullet. Questa è un'ottima macchina che produce 1 tazza di succo alla volta. Ne parleremo in dettaglio più avanti.

Prima di tutto, capisci che una centrifuga e un frullatore sono due macchine diverse. Come abbiamo discusso, una centrifuga estrae il succo rimuovendo la fibra, mentre un frullatore crea un frullato polposo con tutti gli ingredienti originali intatti. Entrambe le macchine hanno i loro usi.

Centrifughe

Queste sono uno dei tipi di centrifughe meno costose e forse non fanno un lavoro ottimale. Lavorano i prodotti separando la polpa e filtrando il succo. Sono relativamente veloci, ma non estraggono sempre tutto il succo, lasciando quindi la polpa più umida. Potrebbero non essere il tipo di centrifuga migliore per frutti a basso contenuto di liquidi come banane e avocado.

Hurom H-AE Slow Juicer

Definitivamente una delle centrifughe più costose, a poco meno di 700,00 dollari. Ciò che rende unico l'Hurom H-AE è la sua lentezza. La centrifuga ruota lentamente, un po' come lo spremiagrumi della nonna, ottenendo così tutto il sapore puro. Estrae ogni goccia di succo dal prodotto e non lascia altro che polpa extra-secca. Ha una spazzola interna per l'autopulizia.

Breville BJE430SIL The Juice Fountain Cold

Questa è una centrifuga centrifugale di alta gamma a meno di 200,00 dollari. Ha alcune ottime caratteristiche che altre centrifughe centrifugali non hanno, e la sua legione di fan la giura. La Breville BJE420SIL ha una velocità bassa e una alta. La sua apertura super larga di 3 pollici ti permette di inserire grandi pezzi di prodotto senza tagliarli. Il meglio di tutto è che produce fino a 70 once di succo. Il suo pratico contenitore per succo può conservare il succo in frigorifero fino a tre giorni. Ciò significa che ottieni più succo in meno tempo, poiché non devi spremere così spesso.

Breville JE98XL Juice Fountain Plus 850-Watt Juice Extractor

Questa piccola potenza costa meno di 150,00 dollari. Ha un'apertura larga, lame taglienti in acciaio inossidabile e ti dà otto once di succo in cinque secondi. Produce più del 30 percento di succo rispetto alla maggior parte delle altre centrifughe centrifugali. Viene fornita con una tazza e una spazzola per la pulizia.

Gourmia GJ750 Wide Mouth Fruit Centrifugal Juicer 850 Watts Juice Extractor

Il Gourmia GJ750 ha un'apertura extra larga per pezzi più grandi di frutta e verdura, risparmiandoti tempo di taglio e tritatura. Può produrre 2 tazze di succo alla volta ed è molto facile da pulire. Viene fornito con un libro di ricette per succhi gratuito. A meno di 50,00 dollari, è un ottimo acquisto.

Centrifughe Masticatrici

Le centrifughe masticatrici, o estrattori a freddo, spremere i succhi attraverso un setaccio. Hanno una velocità inferiore rispetto alle centrifughe centrifugali, e di conseguenza, estraggono più succo e trattenono più nutrienti. Tendono a funzionare meglio per le verdure a foglia. Sono più costose, ma alla fine forniscono più succo e possono farti risparmiare soldi nel lungo termine.

Omega J8006 Nutrition Center Masticating Dual-stage Juicer Juice Extractor

Questa è una centrifuga lenta che produce un alto volume di succo. Vale la pena per il prezzo di poco meno di 300 dollari. La lentezza preserva la maggior parte dei nutrienti e ti permette di conservare il succo fino a tre giorni. Può anche tritare noci in burro di arachidi, preparare cibo per bambini, macinare caffè e fare pasta fresca con un attacco. È un duro lavoratore a qualsiasi prezzo.

Aicok 3 Slow Juicer Extractor

Il modello Aicok da 159,99 dollari è compatto e può essere facilmente riposto. Può anche essere lavato in lavastoviglie. Il suo grande alimentatore ti permette di inserire frutta intera, risparmiandoti di tagliare e tritare. Estrae davvero il succo dalla frutta ed è un ottimo acquisto per il denaro.

Omega VRT350 Heavy Duty Dual-Stage Vertical Single Auger Low Speed Juicer

Non economico a oltre 400,00 dollari, l'Omega lavora a una velocità molto bassa per trattenere il massimo dei nutrienti. La polpa viene espulsa automaticamente, rendendo più facile la pulizia. Le sue piccole dimensioni non occupano molto spazio sul bancone. Come bonus, spreme noci senza problemi.

Un ottimo modo per risparmiare soldi su una centrifuga è acquistare una centrifuga personale, piccola. Sono molto meno costose delle centrifughe più grandi, più facili da pulire e puoi portarle con te durante i tuoi spostamenti.

Magic Bullet NJB-0801 Juice Bullet

A meno di 50,00 dollari, questa piccola bellezza utilizza un motore da 700 watt per creare il bicchiere perfetto di succo da 8 once. Con solo tre parti, si smonta rapidamente e si pulisce facilmente.

NutriBullet

Il NutriBullet è un po' più potente del Magic Bullet e costa circa 20,00 dollari in più.

Centrifuga o Frullatore – Decisioni, decisioni…

Sia una centrifuga che un frullatore possono fornire bevande salutari. Ma i seguenti due frullatori hanno opzioni di spremitura, offrendoti il meglio di entrambi i mondi. Sono costosi, ma sono fatti di materiali di qualità di prima scelta che dureranno per anni.

Blendtec Total Blender

Il Blendtec è disponibile a poco meno di 500,00 dollari. Questa potente macchina ha un'opzione di spremitura per estrarre più succo dal prodotto.

VitaMix A3500

Il VitaMix A3500 è un frullatore leggermente più potente e trita molto finemente i prodotti. Puoi filtrare i piccoli pezzi attraverso un panno da formaggio e ottenere un succo perfetto.

CAPITOLO 7 - BENEFICI DELLA SPREMITURA

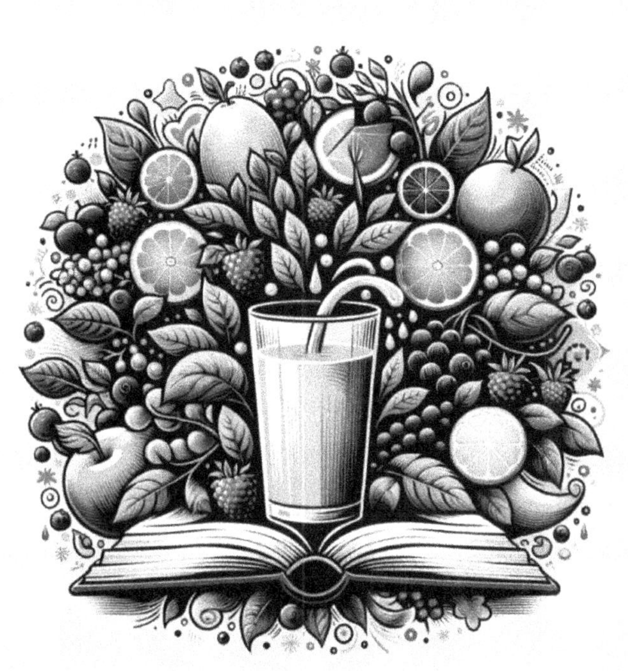

Come abbiamo già menzionato, è difficile consumare la quantità di frutta e verdura che dovremmo per rimanere in salute. La spremitura ci fornisce un concentrato di energia che il consumo diretto dei prodotti non può. È una lotta che molti di noi affrontano. Chi mangia davvero tre chili di prodotti ogni giorno? Vediamo come la spremitura può colmare questa lacuna.

I Molti Vantaggi della Spremitura

Poiché il succo contiene poca fibra, viene assorbito più rapidamente nel flusso sanguigno. Si sentono immediatamente gli effetti.

La spremitura ti permette di gustare verdure che non mangi mai, come forse il cavolo riccio. Mescolando il cavolo con altre verdure e frutta, come una mela o un'arancia (o entrambe!), puoi creare un succo gradevole al tuo gusto. Tieni presente che la frutta contiene molto zucchero (uno dei rischi della spremitura) e potrebbe portare all'aumento di peso. Pertanto, cerca di mantenere il rapporto tra verdura e frutta intorno all'80 percento al 20 percento. La spremitura ti dà l'opportunità di provare molte verdure sane ed esotiche che probabilmente hai ignorato nel reparto ortofrutta del tuo mercato locale. Immagina la varietà di verdure che puoi provare. Se spremerai prima di ogni pasto usando due verdure, avrai sei verdure diverse in un giorno.

Il nostro sistema digestivo ha bisogno di buoni batteri chiamati probiotici. Verdure e frutta ricche di probiotici sono porri, verdure a foglia verde, carote e banane. Assicurati di includerli nel tuo regime di spremitura. Lo zenzero non è un prodotto, ma è sicuramente amico dell'intestino, quindi assicurati di aggiungerne un po' nella tua centrifuga.

La spremitura può curare il cancro? Gli studi sono ancora in corso, ma sappiamo una cosa per certo. La spremitura può fornire al corpo abbastanza munizioni per aiutare con gli effetti collaterali della chemioterapia. Può fornire quel tsunami di nutrienti quando il corpo ne ha più bisogno, poiché ti permette di assorbire più nutrizione (munizioni per il tuo corpo) più rapidamente. Tieni presente che questo è un complemento al trattamento regolare del cancro e dovrebbe essere discusso con il tuo medico.

Possiamo essere ragionevolmente sicuri che la spremitura possa fare molto per prevenire il cancro. I nutrienti aumentati che consumi con la spremitura sono la tua migliore difesa contro questa terribile malattia. I migliori cibi per combattere il cancro sono verdure a foglia verde, asparagi, carote, barbabietole e broccoli. Un motivo per cui la spremitura è un modo migliore per difendersi dal cancro è che cucinare le stesse verdure ucciderebbe molti degli enzimi necessari. Pensare al crudo.

Per abbassare il colesterolo, è necessario consumare meno carni e grassi e aumentare l'assunzione di frutta e verdura. La spremitura, con il suo alto contenuto di succo denso, può fornirti la maggior parte di frutta e verdura nel minor tempo possibile. Carni e grassi saturi dovrebbero essere ridotti in ogni caso. Almeno, mangia più pollo e frutti di mare nutrienti.

Le nostre vite sono più stressanti e frenetiche che mai. Sono finiti i giorni in cui si tornava a casa per una cena fatta in casa e salutare. La maggior parte di noi semplicemente non ha il tempo o la voglia. Questo significa che ci affidiamo di più a cibi veloci, da asporto e consegne a domicilio. Quella pizza potrebbe avere un buon sapore, ma cosa sta facendo alla tua salute? Bere più succo e fare pulizie regolari con i succhi può eliminare le tossine quotidiane e accumulate che alimentiamo nel nostro corpo e rivitalizzare il nostro sistema digestivo.

Anche la nostra pelle ha bisogno di nutrienti per apparire al meglio. Una dieta di cibo spazzatura può, e probabilmente lo farà, risultare in acne e pelle opaca e senza vita. Mangiando meno patatine e cibi fritti e mangiando più frutta e verdura, diamo alla nostra pelle ciò di cui ha bisogno per brillare. Includere uno o due bicchieri di succo al giorno ti darà una carnagione più liscia e sana.

Un bicchiere di succo prima del pasto aiuterà a sopprimere l'appetito. Consumerai meno cibi "cattivi", il che è molto buono per te.

Frutta e Verdura per la Spremitura

Anche se tutti i frutti e le verdure fanno bene, diciamo che alcuni sono più uguali degli altri. Ci sono alcune verdure potenti che non vuoi perdere. Diamo un'occhiata alle migliori verdure e frutti da usare nella spremitura. Vuoi una buona miscela di gusto e nutrizione. Come regola generale, le verdure aggiungono più nutrizione, mentre i frutti aggiungono il sapore. Non dimenticare il rapporto 80 percento/20 percento di verdure e frutta. Va bene avere succo di frutta puro, ma attenzione a non sovraccaricare di zucchero.

Inoltre, dovresti aggiungere verdure a base d'acqua, come i cetrioli, il più spesso possibile. La sezione ortofrutta del tuo mercato locale è la tua ostrica.

Verdure per la Spremitura

Cetriolo - ha un alto contenuto d'acqua, contiene potassio e ingredienti anti-infiammatori. Non sbucciare il cetriolo prima della spremitura perché la pelle contiene molti nutrienti.

Carote - Oltre ad aggiungere colore, le carote sono piene di vitamine, come A, C, D, minerali come manganese, potassio e ferro. Ottimo per abbassare la pressione sanguigna e migliorare il sistema immunitario. Una vera potenza, le carote migliorano anche la vista e aiutano a ottenere una pelle luminosa.

Broccoli - un'altra potenza, noto per ridurre il colesterolo e aiutare nella prevenzione di alcuni tipi di cancro. È ricco di antiossidanti e vitamine D, B, C ed E. Contiene anche ferro e calcio.

Patate dolci - un alto contenuto di vitamine, ferro e magnesio e tanto sapore dolce rendono le patate dolci la verdura perfetta per la spremitura.

Cavolo - un'altra verdura ad alto contenuto d'acqua che si mescola magnificamente con le mele. Il cavolo è ottimo per la perdita di peso, la purificazione del sistema digestivo e il potenziamento di un sistema immunitario debole.

Sedano - alto contenuto d'acqua e molte vitamine, folati e potassio rendono il sedano una base eccellente per la spremitura. È meravigliosamente rinfrescante e si combina bene con quasi tutti gli altri prodotti. Il sedano è una fonte di vitamina C, B1 e B6. Può aiutare a combattere il cancro e abbassare la pressione sanguigna.

Cavolo Riccio - ricco di vitamina K ed è carico di minerali cruciali. Il cavolo riccio è oggetto di studio come possibile aiuto nella prevenzione del cancro. Un'altra potenza.

Spinaci - hanno molte vitamine A, C ed E, oltre a proteine, potassio, colina e ferro. Anche se odi il sapore degli spinaci, li adorerai mescolati con carote dolci e mele.

Frutti per la Spremitura

- **Mele** - "una mela al giorno..." - conosci il resto. La mela è il frutto potente, e dovresti mangiarne o berne un po' ogni giorno. Oltre a rimuovere le tossine dal corpo, le mele possono ridurre il rischio di Alzheimer, cancro e diabete, oltre ad abbassare il colesterolo. La maggior parte dei nutrienti nelle mele si trova proprio sotto la pelle, quindi non sbucciarle prima della spremitura.
- **Ananas** - hanno un alto contenuto di zucchero, ma basta un po' per ravvivare le verdure che altrimenti potresti non usare.
- **Mirtilli** - sono ottimi per disintossicare il sistema digestivo. Si ritiene anche che i mirtilli possano proteggere il cervello dall'insorgenza dell'Alzheimer.
- **Fragole** - sono ricche di vitamina C. Basta lavarle e spremerle con i gambi.
- **Frutta agrumata** - pompelmi, arance e limoni sono ricchi di vitamina C e aiutano nell'assorbimento del ferro. Sono anche pieni di antiossidanti che combattono le malattie.
- **Ciliegie** - contengono proprietà antinfiammatorie e combattono le malattie. Dolcificano anche qualsiasi succo di verdura. È necessario togliere i

noccioli prima della spremitura. Hanno un alto contenuto di zucchero, quindi usane solo alcune.

Sostituzioni

A volte, semplicemente non hai gli ingredienti necessari a portata di mano. E davvero non vuoi fare un altro viaggio al mercato. Va benissimo. La maggior parte dei frutti e delle verdure hanno sostituti logici, quindi non esitare a usare uno al posto dell'altro. La spremitura non è rigida; invece, il suo scopo è aiutarti a consumare la più grande varietà possibile di succhi freschi e salutari.

Migliori Sostituzioni per la Spremitura

- Mele e pere possono essere sostituite l'una con l'altra.
- Cocco o banane sono un'eccellente sostituzione per l'avocado.
- Verdure come carote, patate dolci, barbabietole o ravanelli possono fornire gli stessi nutrienti.

- Sedano, zucchine e cetrioli aggiungono acqua e sapore.
- Verdure a foglia verde come cavolo riccio, spinaci, bietole e rucola sono molto ricche di nutrienti.
- L'anguria ha un alto contenuto d'acqua, ma può essere scambiata con qualsiasi altro melone. Aggiungi mezza tazza di acqua frizzante, se ti piace.
- Puoi sostituire i vari tipi di bacche tra loro.
- Frutti tropicali come mango e ananas possono essere scambiati.
- Gli agrumi possono essere usati al posto del mango.

Vai avanti e sperimenta per trovare le migliori combinazioni di sapori.

CAPITOLO 8 - RICETTE SEGRETE E SALUTARI PER LA SPREMITURA

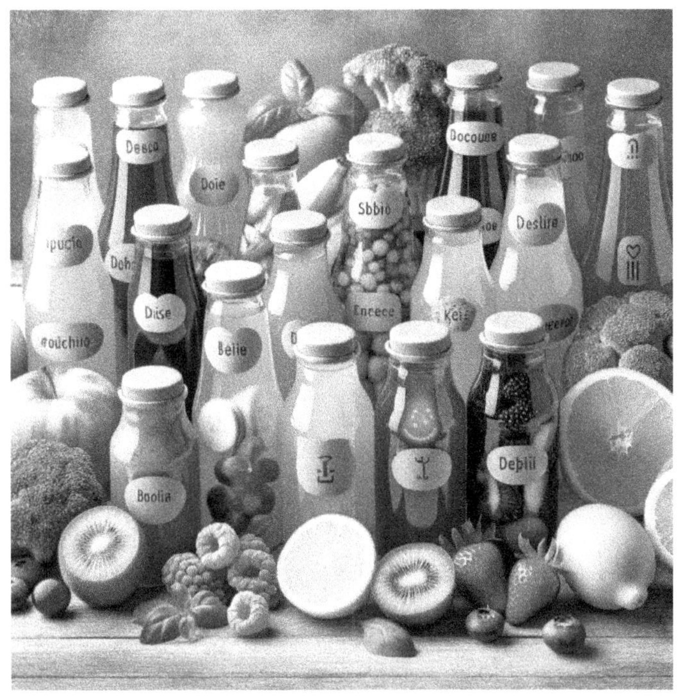

Pulisci sempre bene la tua frutta e verdura. Investire in una spazzola è una buona idea. Per quanto riguarda la sbucciatura, la maggior parte dei nutrienti in frutta e verdura si trova proprio sotto la pelle. Se possibile, evita di sbucciare e semplicemente metti tutto nella centrifuga così com'è. È necessario sbucciare le arance, ma usa altre bucce e scorze il più possibile.

E non c'è bisogno di buttare via la polpa. Conservalo per la prossima volta che farai un brodo vegetale. Questo libro ha alcune ricette che forniscono un uso perfetto per quella polpa salutare.

Succo di Carota e Arancia

Ingredienti:

1 lb di carote sbucciate e tagliate

3 arance sbucciate

1 tazza di ananas

1 pezzo di zenzero di 1,2 cm

Un mazzetto di prezzemolo

Preparazione:

Processa prima le carote, l'ananas e le arance nella centrifuga, poi aggiungi lo zenzero e il prezzemolo.

Frullato di Anguria

Ingredienti:

3 tazze di anguria a pezzi

3 tazze di ghiaccio

1 banana

1 tazza di melone a pezzi

½ tazza di succo di mela

2 cucchiai di nettare di agave

Preparazione:

Combina tutti gli ingredienti in un frullatore.

Succo Verde

Questo è un ottimo succo in qualsiasi momento, ma è particolarmente buono per disintossicare quando hai esagerato con il divertimento, come durante le vacanze o le festività.

Ingredienti:

2 mele

1 pesca

1 cetriolo

1 mazzetto di cavolo verde

Preparazione:

Taglia la frutta, la pesca, il cetriolo e le verdure e processa nella centrifuga.

Succo Energia e Vitalità

Ingredienti:

2 mele

2 carote

2 arance

Preparazione:

Affetta ma non sbucciare le mele. Sbuccia le arance. Processa tutti gli ingredienti nella centrifuga.

Pulizia con Barbabietola

Ingredienti:

2 barbabietole

2 arance

1 limone

1 mazzetto di spinaci

1 pezzo di zenzero di 1,2 cm

Pulizia con Barbabietola

Preparazione:

Taglia frutta e verdura e processale nella centrifuga.
Aggiungi lo zenzero per ultimo.

Sorpresa di Lamponi

Ingredienti:

1 tazza di lamponi

1 tazza di spinaci

½ tazza di ananas

3 carote

Preparazione:

Inserisci tutti gli ingredienti nella tua centrifuga.

Felicità di Pesca e Bacche

L'asparago è una verdura molto delicata, quindi si mescola facilmente con la frutta e le bacche. Non è necessario, ma è probabilmente meglio rimuovere i gambi duri dagli asparagi prima della spremitura.

Ingredienti:

4 asparagi

1 pesca snocciolata

1 tazza di mirtilli

1 tazza di spinaci

Preparazione:

Taglia gli asparagi e processa frutta e verdura nella centrifuga.

Delizia di Ananas

La frutta aiuta a dolcificare la bietola.

Ingredienti:

1 mela

1 tazza di fragole

8 foglie di bietola

1 tazza di ananas

Una manciata di prezzemolo

Preparazione:

Processa tutti gli ingredienti nella centrifuga.

Spinaci Dolci

Questo è perfetto se non ti piacciono gli spinaci, perché li sentirai appena. Godrai solo dei benefici.

Ingredienti:

1 mela

1 tazza di spinaci

1 arancia

Un mazzetto di prezzemolo

Preparazione:

Processa gli ingredienti nella centrifuga.

Rapa e Carote

La rapa è una verdura molto sottovalutata. Con queste due verdure, stai ottenendo molta vitamina A e C.

Ingredienti:

3 carote

½ rapa

1 tazza di fragole

Preparazione:

Sbuccia la rapa prima di processare gli ingredienti nella centrifuga.

Succo di Soccorso Digestivo

Le prugne sono un modo delicato per pulire il sistema digestivo.

Ingredienti:

4 prugne

½ tazza di uva

1 mela tagliata a dadini

Preparazione:

Metti gli ingredienti nella centrifuga e processa.

Capitolo 9 - Oltre la Spremitura

Non Buttare la Polpa!

Parliamo di polpa. Questa è la sostanza che la centrifuga estrae dal succo e che dovrebbe essere buttata via.

Che spreco di buoni soldi e ottimi nutrienti. I prodotti freschi, specialmente biologici, sono piuttosto costosi.

Poi, pensa a tutte le fibre, gli enzimi e il sapore nella polpa. Invece di gettare la polpa, ci sono diversi modi in cui puoi metterla a buon uso, sano e gustoso.

Come Utilizzare la Polpa

Usa la polpa per fare un eccezionale brodo vegetale fatto in casa. Aggiungi la polpa nella pentola per un extra sapore e nutrizione.

Usa la polpa nelle zuppe di verdure, insieme alle altre verdure tagliate.

La maggior parte delle salse per pasta ha cipolle, pomodori e peperoni verdi. Mescola la tua salsa fatta in casa o comprata con un po' di polpa per dare un ulteriore impulso di sapore.

Lascia asciugare la polpa e usala per condire l'insalata, come faresti con i crostini o i pezzetti di pancetta. Più fibre nelle tue verdure.

Semplicemente aggiungi la polpa alle verdure già presenti nel tuo frullato.

Se stai preparando un burger vegetariano, probabilmente stai usando funghi o legumi come ingrediente principale. Aggiungi la polpa per legare il burger e aggiungere sapore extra.

Se la tua dieta è paleo o vegana, sai già di usare le verdure per cucinare in modo sano e senza zuccheri. La polpa può essere usata in pani (pane di zucchine!) e muffin (muffin di carote!).

Ricette Che Usano la Polpa

Quiche di Verdure

Ingredienti:

1 guscio di torta surgelato

2 tazze di latte

4 uova

2 tazze di formaggio grattugiato a scelta

½ tazza di polpa di verdure

½ tazza di spinaci

½ cucchiaino di cannella

Sale e pepe a piacere

Preparazione:

Preriscalda il forno a 175 gradi Celsius. Cuoci il guscio di torta per 10 minuti per prevenire che diventi umido. Mentre il guscio cuoce, sbatti insieme il latte e le uova. Aggiungi sale, pepe e cannella. Incorpora gli spinaci e la polpa. Togli il guscio dal forno e aggiungi il formaggio grattugiato. Versa sopra il mix di uova. Rimetti il guscio nel forno e cuoci per 30 minuti.

Muffin di Carote

Ingredienti:

1 tazza di polpa - principalmente carote

½ tazza di salsa di mele

1 ¾ tazza di farina bianca

2 uova

2 cucchiai di zucchero di canna

½ cucchiaino di lievito in polvere

¾ tazza di noci tritate

Preparazione:

Preriscalda il forno a 175 gradi Celsius. Rivesti una teglia per muffin con spray antiaderente. Combina le uova, lo zucchero, la polpa e la salsa di mele in una ciotola.

Mescola insieme gli ingredienti secchi rimanenti tranne le noci in una seconda ciotola.

Aggiungi il mix di farina al mix di uova e mescola bene. Incorpora le noci tritate.

Trasferisci l'impasto nella teglia per muffin.

Cuoci in forno per 25-30 minuti.

Burger Vegetariano

Ingredienti:

1 tazza di polpa

1 tazza di fagioli neri

1 cipolla tritata

1 cucchiaio di salsa di soia

1 tazza di funghi Portobello tritati

¼ tazza di mandorle tritate

1 tazza di pangrattato

1 cucchiaino di coriandolo

Sale e pepe a piacere

Preparazione:

Metti la polpa, i fagioli, la cipolla, i funghi, le mandorle, la salsa di soia e il pangrattato in un frullatore e frulla. Aggiungi il coriandolo, sale e pepe.

Se necessario, aggiungi acqua agli ingredienti.

Crea degli hamburger vegetariani.

Posiziona gli hamburger su una teglia da forno.

Cuoci in forno a 175 gradi Celsius per 25 minuti.

Servi nei panini con pomodori a fette e avocado a fette.

Minestrone

Ingredienti:

1 cipolla media

2 spicchi d'aglio

2 cucchiai di olio d'oliva

1 cipolla tritata

2 gambi di sedano tritati

1 tazza di polpa a base di pomodoro e carota

2 pomodori tritati

1 tazza ciascuno di fagiolini e zucchine affettati

8 tazze di brodo di pollo

3 tazze di fagioli cannellini in scatola

½ cucchiaino di origano

½ cucchiaino di timo

½ cucchiaino di basilico

Sale e pepe a piacere

3 tazze di maccheroni al gomito cotti

Preparazione:

Scalda l'olio d'oliva in una grande pentola per zuppe. Soffriggi la cipolla e l'aglio per 5 minuti.

Aggiungi la polpa e mescola. Lascia sobbollire per 5 minuti.

Aggiungi gli ingredienti rimanenti tranne i fagioli e la pasta.

Lascia sobbollire per 35-40 minuti.

Aggiungi i fagioli e la pasta e lascia sobbollire per altri 15 minuti.

CAPITOLO 9 - AGGIUNTE AL SUCCO - MASSIMIZZARE LA SPREMITURA

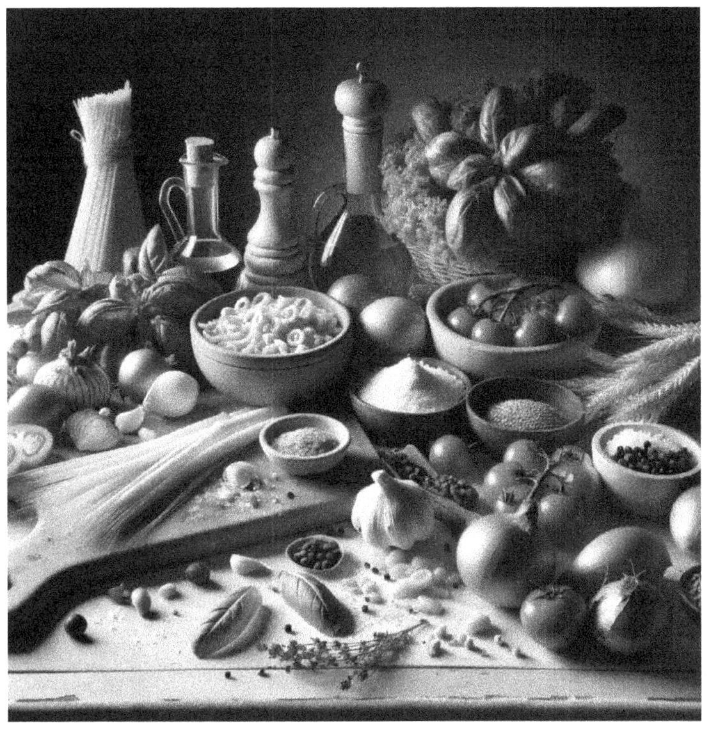

La spremitura ha così tanti benefici, è difficile credere che possa essere migliorata. Quindi, preparati per le migliori notizie da quando c'è la spremitura. Puoi aggiungere alcuni "superfood" ai tuoi succhi che eleveranno il gusto e aggiungeranno alcuni potenti benefici per la salute. I cosiddetti superfood sono densi di nutrienti per combattere le malattie in modo audace. Questo è davvero portare la spremitura a un altro livello.

Stai attento, perché basta un po' di questi cibi per fare molto. Diamo un'occhiata ad alcuni di questi superfood. Alcuni potrebbero sorprenderti. Puoi usare questi additivi sia in una centrifuga che in un frullatore. Quando spremi le noci, ammollale durante la notte prima della spremitura.

- Bacche di Acai contengono un potente mix di antiossidanti per il tuo sistema immunitario. Sono difficili da trovare fresche, quindi controlla la sezione surgelati del tuo mercato locale.
- Aloe Vera è nota per le sue proprietà lenitive per la pelle. Ha anche antiossidanti per il tuo sistema immunitario. Puoi acquistare aloe vera sotto forma di succo.
- Aceto di mele è noto per la sua capacità di disintossicare l'intestino. Aggiungi un cucchiaio a qualsiasi succo per trarre vantaggio, specialmente in un succo dolce. La tua scelta migliore è acquistare aceto di mele crudo.
- Avocado sono ricchi di acidi grassi omega-3.
- Pollen di api è carico di nutrienti preziosi, come aminoacidi e vitamine. Dolcifica qualsiasi succo semplicemente aggiungendo un cucchiaio.

- Pepite di cacao sono il seme non raffinato dell'albero del cacao e possono aiutare contro le malattie cardiache. (Quelle barrette di cioccolato con il 80 percento o più di contenuto di cacao fanno bene!) Le pepite di cacao si trovano sia sotto forma di noccioline che in polvere. Mescola un po' con le tue bacche preferite.

- Pepe di Cayenna è una spezia antinfiammatoria nota. È molto piccante, quindi usane solo un po'. Può dare ai tuoi succhi una marcia in più. Sperimenta per trovare la migliore combinazione di sapori.

- Cannella è un'altra spezia con meravigliose proprietà benefiche per la salute. Può aiutare a controllare i livelli di zucchero nel sangue, proteggere contro le malattie cardiache e combattere l'insorgenza del declino cognitivo. Qualsiasi frutto può essere dolcificato con la cannella.

- Olio di cocco, ricco di antiossidanti, è un ingrediente indispensabile per regolare lo zucchero nel sangue. L'olio di cocco è solido, ed è meglio scioglierlo prima di aggiungerlo alla centrifuga. L'olio di cocco aggiunge una dolcezza sottile alle tue bevande.

- Semi di lino, semi di canapa e semi di chia non sono solo nutrienti, ma sono anche ricchi di fibre, importanti quando si bevono succhi senza fibre. Macina i semi in un macinino e mescola un cucchiaio nel tuo succo. Aggiungerà un bel sapore nocciolato.
- Bacche di Goji sono ricche di vitamine A e C. Ammollale prima di aggiungerle alla centrifuga. Hanno un sapore aspro, quindi sono un'ottima aggiunta ai succhi dolci.
- Curcuma in polvere ha molti antiossidanti. Aggiungila al tuo succo di carota per un sapore esotico.

Noci in generale, e in particolare mandorle e noci, forniscono molti nutrienti. Ammolla le noci sgusciate durante la notte e aggiungile alla centrifuga.

Le sopra elencate sono alcune delle principali aggiunte potenti per i tuoi succhi. Aggiungono sia un grande sapore che nutrizione, quindi usale il più spesso possibile.

CAPITOLO 10 - IMPORTANZA DI UNO STILE DI VITA SANO

Se sei interessato alla spremitura e ad avere più energia, questo libro può metterti sulla strada giusta. Tuttavia, per un'energia ottimale, puoi andare ancora oltre. Uno stile di vita sano che include la spremitura va oltre ciò che metti nel tuo corpo e include ciò che fai con il tuo corpo.

Vivere Più Energeticamente

Lo stile di vita riguarda tutte le abitudini che abbiamo sviluppato - o che abbiamo fallito nello sviluppare. Le abitudini sono quelle piccole cose che facciamo ogni giorno e che si sommano all'insieme di ciò che siamo.

Iniziare con la spremitura è un ottimo inizio e un'abitudine eccellente da adottare. Una buona nutrizione è la chiave per vivere bene. Ma, perché fermarsi qui? Rifletti per un minuto su quante altre abitudini influenzano il tuo aspetto e il tuo benessere.

Quando vogliamo cambiare in meglio, a volte, dobbiamo cambiare il nostro modo di pensare. Non uscirai dai blocchi di partenza se i tuoi pensieri ruotano attorno a: "Tutti moriranno a un certo punto, quindi perché impazzire con tutte quelle cose buone?" "Sono troppo vecchio per cambiare." "Berrò solo un bicchiere di succo. Sono troppo occupato per altre cose." Sono sicuro che puoi trovare delle scuse creative anche tu.

Tutti hanno uno zio Herbie che fumava come una ciminiera, mangiava pizza un giorno sì e l'altro no, non si muoveva mai dal divano e ha vissuto fino a vedere il suo 99° compleanno. Bene per zio Herbie. Ma che dire delle centinaia di migliaia di altri che hanno sofferto anni di cattiva salute cronica prima di lasciare un coniuge e figli anni prima del loro tempo?

Uno stile di vita sano fa più che solo aggiungere anni alla tua vita. Eleva la qualità della tua vita ogni singolo giorno. Ti fa sentire meglio, più felice e più competente. Funzioni a un livello ottimale non solo fisicamente, ma anche emotivamente e mentalmente.

Sviluppare Buone Abitudini

Può richiedere forza di volontà rompere alcune cattive abitudini, perché queste abitudini sono diventate parte integrante di chi siamo. Quindi, se vuoi passare a una versione migliore di te stesso, prenditela con calma, ma inizia. Ogni passo che fai conta.

Gestisci il tuo peso per migliorare la salute del cuore e del sistema immunitario, abbassare il colesterolo e la pressione sanguigna. Sostituire un bicchiere di succo concentrato per un pasto al giorno ti aiuterà a raggiungere il tuo obiettivo di peso.

Inizia a muovere il tuo corpo. Non devi diventare un atleta o iscriverti in palestra, anche se queste cose ti aiuteranno sicuramente a sviluppare abitudini più salutari. Prendi le scale invece dell'ascensore. Cammina invece di guidare. Parcheggia a qualche isolato dalla tua destinazione se guidi. Alzati dalla sedia e fai jumping jacks o tocchi di punta ogni ora o giù di lì.

Goditi una dieta ben bilanciata. Oltre ai succhi, mangia abbondante frutta e verdura fresca, carni magre, fagioli, noci, cereali integrali e legumi. Evita i grassi malsani e tutto ciò che è stato lavorato, compresi lo zucchero bianco e la farina. Aggiungi un pezzo di frutta alla tua dieta ogni giorno. Impara a grigliare o brasare invece di friggere.

Uno stile di vita sano include un atteggiamento sano. Tutti affrontano sfide nella vita, ma le persone positive le affrontano e vanno avanti. I pensieri negativi influenzano come ci sentiamo, quindi sforzati di raggiungere una positività che stimolerà le tue endorfine. L'esercizio fisico è un ottimo modo per migliorare il tuo umore. Inoltre, trova un interesse che ti piace perseguire, sii più aperto a incontrare nuove persone, unisciti a un club e incontra altri con un interesse comune. Vivere in isolamento è dannoso per la tua salute fisica e mentale.

Cattive abitudini di sonno possono causare stanchezza e irritabilità. Ancora peggio, possono portare a malattie cardiache, alta pressione sanguigna e altri problemi cronici. Per una migliore notte di sonno, riduci l'assunzione di caffeina e sviluppa una routine serale alla stessa ora ogni notte. Non fare pisolini durante il giorno.

Mantieniti idratato. Certo, stai facendo la spremitura, ma non dimenticare di bere otto-dieci bicchieri d'acqua al giorno. La mancanza di liquidi può portare a grave stanchezza.

Sapevi che l'80% delle visite mediche sono correlate allo stress? Lo stress influisce su ogni aspetto della nostra salute. Sviluppa un'abitudine per aiutarti a ridurre lo stress. Tai chi, yoga e/o meditazione sono stati dimostrati come riduttori di stress in centinaia di studi. Inizia con qualche minuto al giorno e aumenta il tempo fino a quando non diventa un'abitudine. I risultati ti sorprenderanno.

Sai che fumare minaccia la tua salute. Oltre a tutto, toglie energia. Sappiamo che è un'abitudine difficile da spezzare. Tuttavia, se vuoi più salute ed energia nella tua vita, devi provarci. Parla con il tuo medico delle varie tecniche per smettere di fumare. La maggior parte degli esperti consiglia di sostituire le sigarette con qualcosa di più salutare. Considera di fare una passeggiata, meditare o prendere un pezzo di frutta invece di una sigaretta. Non hai nulla da guadagnare se non la tua vita.

Il cambiamento non è sempre facile e raramente avviene rapidamente. Devi iniziare sviluppando ogni giorno un atteggiamento più sano. La cosa utile della spremitura è che quando spremerai tre volte al giorno prima di un pasto, l'atto stesso della spremitura ti manterrà più concentrato sulla creazione di uno stile di vita migliore. Ti darà i promemoria di cui hai bisogno per mantenerti sulla giusta strada. Quindi, spremi verso un te più sano ogni giorno.

CONCLUSIONE

Il nostro corpo è un miracolo di design nella sua precisione ed efficienza. È la macchina perfetta. Come qualsiasi altra macchina, ha bisogno di una lubrificazione adeguata per funzionare. Immagina di versare sabbia nel serbatoio dell'olio della tua auto e aspettarti che funzioni. Semplicemente non accadrà. Ma versiamo l'equivalente della sabbia nei nostri corpi ogni giorno. Poi ci chiediamo perché abbiamo difficoltà a funzionare a qualsiasi livello, figuriamoci in modo ottimale.

Siamo stati fatti per consumare cibi naturali, e frutta e verdura fresche sono in cima a quella lista. La spremitura ci fornisce una nutrizione di alta qualità e concentrata in una semplice forma liquida. Invece di mangiare chili di prodotti ogni giorno, possiamo bere diversi bicchieri di succo e ottenere gli stessi benefici.

Quando alimentiamo i nostri corpi in modo adeguato, essi ci serviranno bene. Per una migliore salute fisica, emotiva e mentale, la spremitura è un potente antidoto alle tossine che abitano il nostro ambiente. Prova a spremere per un mese e vedi quanto ti sentirai e apparirai meglio.